AF501079

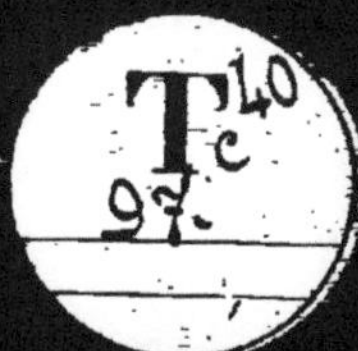
Tc40
97

CONSIDÉRATIONS

SUR

LES TOURS

ET

LES CONSÉQUENCES DE LEUR SUPPRESSION

AU POINT DE VUE DE L'HYGIÈNE PUBLIQUE

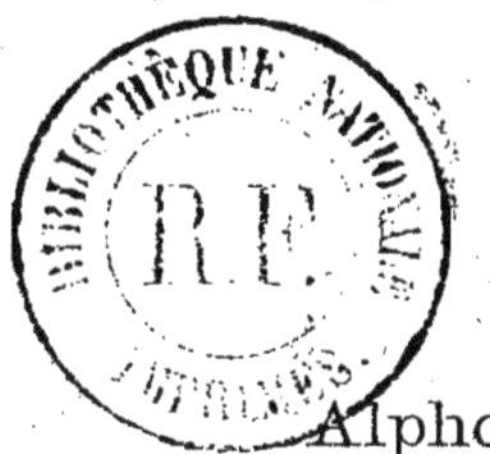

PAR

Alphonse LIGIER

Docteur en médecine de la Faculté de Paris,

PARIS

OCTAVE DOIN, LIBRAIRE-EDITEUR

8, PLACE DE L'ODÉON.

1877.

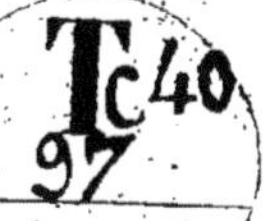

CONSIDÉRATIONS

SUR

LES TOURS

ET

LES CONSÉQUENCES DE LEUR SUPPRESSION

AU POINT DE VUE DE L'HYGIÈNE PUBLIQUE

PAR

Alphonse LIGIER
Docteur en médecine de la Faculté de Paris,

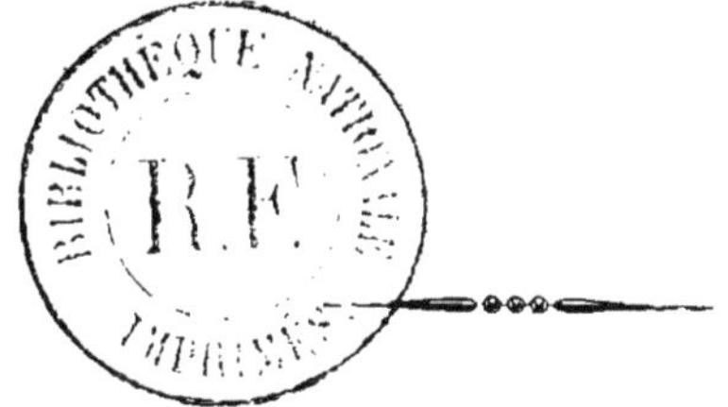

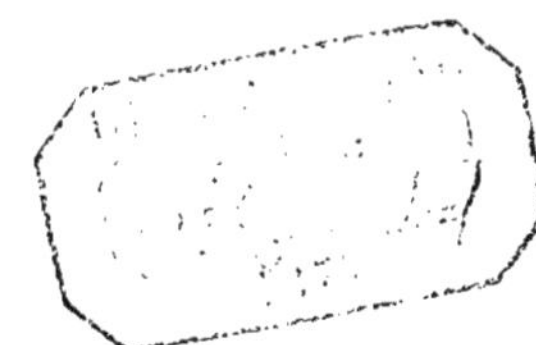

PARIS
OCTAVE DOIN, LIBRAIRE-EDITEUR
8, PLACE DE L'ODÉON.

1877.

CONSIDÉRATIONS
SUR LES TOURS
ET LES
CONSÉQUENCES DE LEUR SUPPRESSION
AU POINT DE VUE DE L'HYGIÈNE PUBLIQUE

HISTORIQUE

On cherche vainement dans l'antiquité des lois et des institutions protectrices de la vie de l'enfant: celui-ci pouvait être, suivant le caprice des parents, exposé, vendu ou tué. On retrouve ces dispositions inhumaines à Rome, dans les lois des XII Tables, à Athènes dans celles de Solon. Dans certains cas même, l'infanticide n'était plus seulement permis, il était ordonné. M. de Gouroff, dans ses recherches sur l'histoire des enfants trouvés, n'a pu découvrir contre le droit absolu du père de famille qu'une seule loi, assez bizarre, en usage chez les Egyptiens, et qui peut-être se rapportait aux nouveau-nés comme aux adultes, puisqu'elle ne distingue pas les âges (1). Elle obligeait le

(1) M. de Gouroff, Essai sur l'histoire des enfants trouvés.

père qui se serait souillé du meurtre de son enfant à tenir, au milieu de la garde qui l'environnait, son cadavre embrassé pendant trois jours et trois nuits.

Il faut aller jusqu'à Nerva et à Trajan pour trouver quelques dispositions en faveur des enfants. Ce dernier empereur fonda à Véléja, l'an 102 ou 103 de J.-C., des pensions alimentaires pour 245 garcons et 34 filles. Pline nous apprend d'autre part qu'il faisait élever à ses frais près de 5,000 enfants (1).

En France, les premières lois que nous connaissions relativement à la condition des enfants remontent à Charlemagne. En 744, il défendit, au même titre que l'homicide, le meurtre des enfants et publia sur leur exposition un capitulaire déclarant les enfants exposés esclaves de ceux qui les élèveraient.

Le plus ancien hospice d'enfants trouvés dont l'histoire fasse mention est celui que l'archiprêtre Datheus établit à Milan en 787 (2). « Une vie molle et sensuelle, dit l'acte constitutif de la maison, égare souvent les hommes. On commet un adultère, on n'ose pas en produire les fruits dans le public et on leur donne la mort. On ne verrait pas ces horreurs s'il y avait un asile où l'on pût cacher la honte de l'adultère. Mais on jette ces petits enfants dans les cloaques, dans les fumiers, dans les fleuves et on commet autant de meurtres qu'il y a d'enfants nés d'un commerce illicite. En conséquence, moi Datheus, pour le salut de mon âme et de mes concitoyens, j'ordonne qu'on fasse de la maison que j'ai achetée et qui est contiguë à l'église, un hospice

(1) M. de Gouroff, p. 25 et 71.

(2) Muratori, Antiq. ital. med. ævi, t. 3, p. 537-590. Cité par M. de Gouroff, p. 130. — L'abbé Gaillard, Recherches administratives, statistiques et morales, sur les enfants trouvés, p. 84.

pour les enfants trouvés. Je veux qu'aussitôt qu'un enfant sera exposé dans l'église, il soit reçu par le préposé, placé dans l'hospice et confié à la garde et aux soins des nourrices qui seront payées pour cela; qu'on donne jusqu'à huit ans un métier quelconque à ces enfants, et, lorsqu'ils seront parvenus à cet âge, qu'ils soient libres et dégagés de toute servitude, ayant le droit d'aller et de demeurer où il leur plaira. »

Il faut traverser trois siècles pour voir apparaître en France des établissements de ce genre. Le premier paraît dater de la fin du XIIe siècle et eut pour fondateur Guy, seigneur de Montpellier, qui créa dans cette ville un hospice pour recueillir les enfants abandonnés. En même temps il fonda, pour perpétuer et propager cette création, l'ordre du Saint-Esprit dont les privilèges furent confirmés par deux lettres du pape Innocent III (22 et 23 avril 1198). Bientôt Marseille, puis Troyes et Bergerac eurent des hôpitaux d'enfants.

Ce ne fut qu'en mars 1362 que fut institué, à Paris, un hospice d'enfants trouvés sur la demande de « plusieurs bonnes personnes émues du grand nombre d'enfants orphelins de père et de mère gissans en rue sans aucune retraite..., plusieurs d'eux gastés du mal de galle et teigne, dont ils mouraient misérablement, et les pauvres filles violées de nuit » (1). L'hospice fut encore placé sous la direction de la confrérie du Saint-Esprit.

Mais bientôt l'institution dévia de son origine : l'assistance se restreignit aux enfants légitimes et de nouvelles lettres patentes, obtenues le 4 août 1465, firent défense de

(1) Rapport de M. Bérenger au Sénat sur la pétition de M. le docteur Brochard. (Séance du 23 février 1877.)

recueillir « les enfants bastards, illégitimes, dont pourrait avenir qu'il y en auraient si grande quantité, parce que moult de gens s'abandonneraient et feraient moins de difficultés de eux abandonner à pécher, quand ils verraient que tels enfants bastards seraient nourris davantage et qu'ils n'en auraient pas de charge première ni sollicitude ; que tels hôpitaux ne sauraient ni pourraient retenir (1). »

La même exclusion fut maintenue lors de la fondation par François Ier de l'hôpital des Enfants-Dieu, appelé depuis Enfants-Rouges (1536).

Cependant un arrêt du 15 août 1552 se départit un peu de cette rigueur et plaça les enfants trouvés à la charge des seigneurs hauts justiciers.

Mais cette mesure était absolument insuffisante et l'avocat général Omer Talon décrit ainsi la triste situation faite aux enfants abandonnés jusque vers le milieu du XVIIe siècle : « On exposait dans les places publiques et à val les rues de la capitale les enfants abandonnés en naissant ; on les vendait pour une pièce de 20 sous ; les pauvres surtout les achetaient à vil prix comme des instruments de pitié, pour exciter la commisération publique. On en portait à Notre-Dame où il était permis à ceux qui les voulaient de les prendre, ce qui donnait lieu à de grands abus. Des gueux les prenaient et les estropiaient, leur rompaient un bras ou une jambe pour exciter davantage la compassion (2). »

Cet affligeant spectacle finit par émouvoir la pitié publique : on comprit que les bâtards avaient, aussi bien que les enfants légitimes, le droit à la vie et à l'assistance, et enfin, sous l'inspiration de saint Vincent de Paul, fut fondé l'hos-

(1) Voir Rapport de M. Bérenger.
(2) Voir Rapport de M. Bérenger.

pice des Enfants-Trouvés, dont les lettres patentes sont datées de juillet 1642.

L'*Abrégé historique* (1) de cet établissement donne le nombre des enfants abandonnés qui y furent d'abord recueillis.

Il fut de	312	en	1670
	890	—	1680
	1.504	—	1690
	3.150	—	1740
	3.245	—	1745

Ce nombre s'accrut constamment : il était de 6918 en 1770.

Cependant des hospices d'enfants trouvés s'établissaient de toutes parts, la faveur publique les entourait et détournait à leur profit tous les secours de la charité privée et royale. En 1784, on estimait à 40,000 le nombre des enfants trouvés existant dans toute l'étendue du royaume.

A l'origine, le tour, tel qu'il fut institué plus tard, n'existait pas à l'hôpital des Enfants-Trouvés. On se contentait d'y apporter les enfants ramassés dans les rues. On y appliquait donc en réalité le principe même qui a conduit à l'établissement des tours. Du reste, suivant M. Bérenger, le tour fut établi dans la plupart des nombreux hospices qui se fondèrent alors de tous côtés. Cependant l'existence légale des tours ne date que de 1811, le décret du 19 janvier de ladite année étant le premier acte de législation qui renferme l'expression de tour (2).

(1) Abrégé historique de l'établissement de l'hôpital des Enfants Trouvés ; Paris, 1746, in-4°.

(2) Travaux de la Commission des Enfants Trouvés; Paris, 1850, in 4°, 2 vol. (Discours de M. Valentin Smith.)

Suivant Pierre Larousse (1), le tour de la charité à Lyon a été ouvert dans les premiers jours de mars 1804. Le premier enfant placé dans ce tour l'a été le 15 du même mois. Le tour de Paris n'a été ouvert qu'en 1827, sur les ordres de M. Péligot, l'un des membres de la Commission administrative des hospices.

« Les tours des hospices, dit le même auteur, étaient des cylindres en bois convexes d'un côté et concaves de l'autre, et qui tournaient sur eux-mêmes avec une grande facilité La partie convexe du tour faisait face à la rue, tandis que l'autre s'ouvrait dans l'intérieur d'un appartement. Auprès du touret à l'extérieur, se trouvait placée une sonnette. La femme qui voulait exposer un enfant nouveau-né agitait la sonnette pour avertir la personne de garde ; aussitôt le cylindre décrivait un demi-cercle, présentait au dehors son côté concave, recevait l'enfant, et puis, achevant son évolution, l'apportait dans l'intérieur de l'hospice. De cette manière, la femme qui exposait l'enfant n'était vue d'aucune personne de l'établissement.

« Le tour était aussi quelquefois formé au moyen d'une petite fenêtre percée dans le mur de l'hospice, garnie de deux portes, l'une extérieure, l'autre intérieure ; entre ces deux portes, dans l'épaisseur du mur, se trouvait un petit berceau, et, dès qu'une personne qui déposait un enfant ouvrait la porte extérieure, le mouvement même qu'elle lui donnait agitait une sonnette dont le bruit faisait immédiatement venir une surveillante. »

La situation des enfants trouvés ne fut pas sensiblement modifiée jusqu'à l'époque de la Convention. Alors parut la fameuse loi du 28 juin 1793 créant au profit des citoyens

(1) Larousse, t. 15, p. 347.

vivant du produit de leur travail, le droit à une pension alimentaire de 80 à 120 livres, lorsqu'ils avaient plus de deux enfants. Elle accordait aux filles-mères le même droit à l'assistance à domicile qu'aux mères légitimes; en outre, elle fondait, pour elles, dans chaque district, une maison où elles pussent se retirer pour faire leurs couches à telle époque de leur grossesse qu'elles voudraient. La nation se chargeait de l'éducation physique et morale des enfants, qui recevaient le nom d'Enfants de la patrie (décret du 4 juillet 1793). La loi reconnaissait leur droit à une pension alimentaire. Enfin un lieu de dépôt devait être indiqué par chaque municipalité pour recevoir les enfants qui naîtraient de mères non retirées dans les hospices.

Il était impossible d'établir une législation plus favorable à la fois à la mère et à l'enfant. Elle parut même tellement empreinte d'exagération qu'elle ne fut guère appliquée et ne tarda pas à être remplacé par la loi du 27 brumaire an V, dont l'article 1er portait que les enfants abandonnés nouvellement nés seraient reçus gratuitement dans tous les hospices civils de la République.

Je regrette, pour ma part, que la loi de 93 n'ait pas eu une plus longue existence. Il eût été curieux et utile d'en observer les résultats. La France compterait peut-être une plus forte proportion d'enfants naturels, mais aussi peut-être elle aurait vu disparaître les infanticides et ne se trouverait pas au dernier rang des nations européennes au point de vue de l'accroissement de la population.

Quoiqu'il en soit, les tours continuaient à fonctionner quand intervint le décret du 19 janvier 1811, qui, s'il est actuellement tombé en désuétude, n'a du moins été remplacé par aucune autre disposition légale. Aussi croyons-nous devoir en reproduire les articles principaux :

Art. 2. — Les enfants trouvés sont ceux qui, nés de père et mère inconnus, ont été trouvés exposés dans un lieu quelconque, ou portés dans les hospices destinés à les recevoir.

Art. 3. — Dans chaque hospice destiné à recevoir les enfants trouvés, il y aura un tour où ils devront être déposés.

Art. 4. — Il y aura au plus dans chaque arrondissement un hospice où les enfants trouvés pourront être reçus.

Des registres constateront jour par jour leur arrivée, leur sexe, leur âge apparent, et décriront les marques naturelles et les langes qui peuvent servir à les faire reconnaître.

Ce décret maintenait ou créait 269 tours. Le nombre des enfants trouvés augmenta graduellement et rapidement.

En 1819,	il existait	99.346	enfants trouvés.	
En 1826,	—	116.377	—	
En 1830,	—	118.073	—	
En 1831,	—	123.869	—	
En 1832,	—	127.982	—	
En 1833,	—	129.699	—	(1).

L'administration s'émut de voir croître ainsi sans cesse le nombre des enfants trouvés, elle accusa les tours de ce résultat et s'employa à provoquer leur fermeture. Elle réussit. De 1834 à 1837, 67 tours furent supprimés. On établit la surveillance sur la plupart de ceux qui subsistaient. A Paris, le tour était fermé pendant le jour et les enfants n'étaient reçus qu'après l'accomplissement de certaines formalités; mais il restait ouvert pendant la nuit et les enfants y étaient encore déposés. En 1840, il reçut 550 enfants.

(1) Rapport au Roi, par M. de Gasparin, sur les hôpitaux, les hospices et les services de bienfaisance. (5 avril 1837.)

En 1845, 138 tours étaient fermés. En 1862, il n'en restait plus que 5; il n'en reste plus un seul aujourd'hui.

On a substitué à l'ancien système le système nouveau de l'admission à bureau ouvert et des secours aux filles-mères.

Cette substitution ne s'est pas faite sans rencontrer une vive opposition. Cinquante-cinq conseils généraux, répondant aux questions de la commission des Enfants-Trouvés instituée le 29 août 1849, demandèrent le maintien des tours.

En 1856, la question fut portée devant le Sénat par MM. Troplong et Portalis, réclamant l'application du décret de 1811.

Un nouveau débat eut lieu en 1861 sur la pétition de M. Valery. Le rapporteur, M. Goulhot de Saint-Germain, conclut au rétablissement des tours. L'administration n'en tint compte.

La question continua d'agiter les esprits. M. le Dr Brochard, dans un livre plein de faits et de documents, publié en 1876, *La Vérité sur les Enfants-Trouvés*, réclame énergiquement le rétablisssement des tours. Il a de plus, adressé une pétition au Sénat à ce sujet, et, dans la séance du 23 février 1877, M. Bérenger déposait un rapport favorable, très-étudié, et qui nous a été d'une grande utilité dans cette étude.

C'est que le système des secours aux filles-mères est loin d'avoir produit les résultats qu'on en attendait : nous verrons bientôt qu'il a sur la criminalité et sur le mouvement de la population la plus détestable influence et que sa prétendue supériorité au point de vue moral est absolument contestable.

Un seul résultat a été obtenu : c'est, il est vrai, celui que cherchait surtout l'administration. « On voulait (1) réaliser une économie en diminuant le nombre des abandons. On y est parvenu, au-delà même de ce qu'il était permis d'espérer. Le nombre des enfants trouvés était de 131,000 environ en 1833. Il est descendu pour 1859 à 76,520. Le chiffre total de la dépense, qui était en 1833 de 10,242,047 francs n'était plus en 1859 que de 9.281,980 fr. 55 cent., le nombre et ces chiffres ont sans doute encore diminué depuis.

« L'administration se félicite. Mais beaucoup de bons esprits se demandent d'abord si, à une époque où la population dépasse 36 millions d'habitants, où le budget normal atteint trois milliards, où le revenu hospitalier se chiffre par une recette annuelle de près de 74 millions, la charité publique fait assez en consacrant aux misères dont il s'agit un peu moins que ne faisait la France de 1815 avec ses 30 millions à peine de population, ses budgets de moins de un milliard et un revenu hospitalier de 33 millions.

» Ils se posent une question plus grave encore. N'a-t-on pas, pour obtenir ce résultat, poussé un grand nombre de malheureux au crime, n'a-t-on pas sacrifié bien des existences? »

Laissons donc de côté la question financière, incapable de constituer une objection sérieuse et comparons les avantages et les inconvénients présentés par chacun des deux systèmes en opposition.

(1) Rapport de M. Bérenger.

I

Les tours au point de vue de la moralité.

Il est difficile, et en même temps peut-être sans grande utilité, de comparer, à un point de vue purement abstrait, le système des tours et le système mixte qui lui a succédé : secours au filles-mères, admissions à bureau ouvert. Chacun d'eux prétend à une supériorité morale que ne méritent, d'une manière absolue, ni l'un ni l'autre ; chacun d'eux prétend mieux observer les lois de l'humanité et de la charité ; mais, si l'un fournit d'excellentes raisons, l'autre en oppose de non moins bonnes à son avantage et une série d'objections difficiles à réfuter. Je ne me lancerai donc pas dans une discussion cent fois renouvelée et toujours aussi stérile. Il ne faut point se placer ici à un point de vue absolu de moralité et de perfection. Car « le fond de cette matière des enfants est l'immoralité même avec laquelle il faut nécessairement traiter pour en amoindrir les tristes effets (1). » Nous devons donc nous laisser guider surtout par les données de l'expérience, et c'est dans cet esprit que nous allons examiner les diverses objections faites au système des tours et à son antagoniste et comparer leur valeur respective.

Remarquons cependant que le reproche adressé le plus généralemant au tour est celui d'immoralité : il encoura-

(1) Travaux de la Commission des Enfants Trouvés. Discours de M. A. Nicolas ; Paris, 1850, in-4°.

gerait le vice, provoquerait aux mauvaises mœurs. N'est il pas naturel de penser, en effet, que l'inconduite deviendra plus générale si la faute est plus facilement cachée? Cette excitation à la débauche n'est-elle pas un scandale inscrit dans la loi?

Je démontrerai plus tard que, si le tour encourage le vice, le système qui a prévalu contre lui encourage le crime. Sans m'arrêter actuellement sur cette considération préalable, je ferai remarquer que l'on est bien loin d'avoir supprimé le scandale auquel on voulait remédier et qu'on l'a plutôt aggravé. N'est-ce pas, en effet, pactiser avec le vice et l'encourager que d'accorder à la fille-mère un secours pécuniaire, refusé le plus souvent à la mère légitime, que d'accepter à l'hospice, après enquête, les enfants naturels quand on frappe d'exclusion les enfants légitimes? N'est-ce point là, en quelque sorte, une protection officielle du vice? Dans le tour, du moins, on ne compose pas avec lui : on l'ignore.

Suivant l'expression de Lamartine, le tour a des mains pour recevoir, mais il n'a point d'yeux pour voir, point de bouche pour révéler. Il se contente de recevoir un être malheureux et innocent.

Comparons, du reste, les données de la statistique avant et après la suppression des tours et voyons quelle a été, au point de vue de la proportion des enfants naturels, l'influence respective des deux systèmes. J'ai recherché, dans ce but, d'après l'*Annuaire du bureau des longitudes*, le nombre des enfants naturels, et combien il se produisait de naissances illégitimes pour 1,000 naissances légitimes, d'une part pendant les années écoulées de 1822 à 1832, c'est-à-dire pendant que le système des tours était en pleine vigueur; d'autre part, pendant les années écoulées de 1862 à

1872, c'est-à-dire lors du fonctionnement du système actuel. J'ai obtenu les résultats suivants :

Années.	Enfants légitimes.	Enfants naturels.	Rapports.
1822	902.896	69.736	77.2
1823	893.711	69.616	77.8
1824	912.978	71.174	77.9
1825	904.594	69.392	76.7
1826	920.720	72.471	78.7
1827	909.428	70.768	77.8
1828	905.843	70.704	78 »
1829	895.176	69.351	77.4
1830	898.577	68.247	75.9
1831	915.298	71.411	78 »
1832	870.504	67.677	77.7
1862	921.248	73.913	81.3
1863	936.311	76.483	81.6
1864	929.980	75.900	81.6
1865	928.749	77.001	82.9
1866	929.570	76.678	82.4
1867	933.008	76.745	82.2
1868	909.280	74.960	82.4
1869	923.094	75.633	83 »
1870	873.100	70.415	80.6
1871	767.024	59.097	77 »
1872	896.347	69.553	77.5

D'après cette statistique, il y a en moyenne, dans la première période, 77,5 naissances naturelles, et, dans la seconde 81,1 naissances naturelles pendant qu'il naît 1,000 enfants légitimes. Le nombre des enfants naturels, loin de diminuer, a donc augmenté dans une sensible proportion.

Rien n'est donc moins prouvé, en fait, que l'accusation d'immoralité portée contre les tours. Elle pourrait, à bon droit, être retournée contre le système opposé et cette accusation sera bien mieux fondée encore si l'on considère les industries, réellement scandaleuses, qui se sont développées depuis la suppression des tours et en raison de cette suppression.

Au placement de l'enfant dans les tours a succédé le placement de l'enfant par l'intermédiaire des meneuses ou courtières, qui, actuellement, exercent leur métier, ou plutôt leurs ravages, dans toute la France. M. de Bethmann, administrateur des Enfants-Trouvés de Bordeaux, en fait le portrait suivant (1) :

« Des femmes qui se sont données le nom de courtières ou de meneuses, et jusqu'à un certain point autorisées, si elles ne sont pas imposées, surveillent la sortie des filles-mères à la Maternité, à la porte des sages-femmes, et se chargent de trouver aux mères, pour leurs enfants, des nourrices dans des localités déterminées. Elles emportent, le plus souvent, les enfants nouveau-nés dans des corbeilles, sans se préoccuper de les nourrir, et traitent à forfait, à prix débattu, avec de pauvres paysannes qui se chargent d'élever ces pauvres petites créatures comme elles élèvent leur bétail, leur volailles, et cela pour un minime salaire trimestriel. La différence qui existe entre le prix consenti par la mère et le prix payé à la nourrice constitue le bénéfice de la courtière. On peut concevoir alors combien elles lésinent, combien leur intérêt doit prédominer sur le bien-être du nourrisson. Ce système a coûté la vie à un grand nombre d'enfants »

Ce trafic des enfants a produit des faits monstrueux qui commencent à enrichir les archives des Cours d'Assises : Je

(1) M. de Bethmann : Notes sur le service des enfants trouvés, p. 8. Cité par M. Brochard, p. 78.

citerai en particulier l'affaire de Marie Amilhat, placeuse d'enfants, devant la Cour d'Assises de l'Ariège, les 28, 29 et 30 janvier 1875.

Le rapporteur de la loi Roussel cite, d'autre part (1), une meneuse qui, de concert avec certaines sages-femmes de Paris, accomplissait, moyennant salaire, tous les infanticides qui lui étaient demandés. « S'agissait-il de faire disparaître un nouveau-né qui devait être une cause d'ennuis ou d'embarras pour les auteurs de ses jours, on s'adressait à elle avec la certitude que remis entre ses mains, l'enfant n'en sortirait pas vivant. »

Suivant l'auteur de la *Vérité sur les enfants trouvés*, on remarque souvent, dans certaines gares du Midi, au moment du départ, « des femmes plus ou moins âgées, qui certainement ne sont pas des nourrices, et qui ont des nourrissons avec elles. On se demande où vont ces nouveau-nés que l'on est censé conduire en nourrice, que l'on voit toujours partir, que l'on ne voit jamais revenir. Cela est d'autant plus singulier que ces lignes de chemin de fer n'ont, sur leurs parcours, aucun village à nourrices ; elles traversent les landes. Les moins malheureux de ces enfants, dit-on, sont portés en Espagne, où ils sont exposés ; les autres sont enfouis dans les sables des Landes, où on ne les retrouvera jamais. »

C'est ainsi qu'à l'industrie des meneuses se rattache une industrie plus abominable encore, fille, comme la précédente, de la suppression des tours, c'est l'industrie des faiseuses d'Anges, qui s'est révélée dans le département de de la Drôme en 1860.

(1) M. Brochard, la Vérité sur les enfants trouvés.

II

Les tours au point de vue du nombre des abandons et de l'état civil.

On a fait au système des tours une objection malheureusement trop fondée et dont il est impossible de le justifier complètement : c'est celle qui se rapporte, d'une part au nombre des abandons, d'autre part à l'état civil de l'enfant abandonné.

Il est manifesté que le nombre des enfants abandonnés doit être beaucoup plus grand : le principe même de l'institution, sa seule raison d'être est, en effet, de substituer l'abandon à l'avortement et à l'infanticide. Mais n'est-il pas à craindre que ce principe ne devienne un regrettable abus, que le nombre des enfants abandonnés n'augmente constamment et dans une proportion considérable, détruisant ainsi tout rapport ultérieur entre la mère et l'enfant, dont l'abandon anéantit l'état civil ? Enfin cette fréquence des abandons ne peut-elle parvenir à diminuer, dans les unions légitimes elles-mêmes, les sentiments les plus naturels et à provoquer ainsi le dépôt des enfants légitimes?

Cette objection prend une consistance plus grande encore si l'on considère le nombre toujours croissant des enfants trouvés à l'époque du fonctionnement des tours. Ce nombre,

qui était	en 1816	de	94,133
s'était élevé	en 1821	à	112,197
	en 1826	à	116,377
	en 1831	à	123,869
	en 1833	à	129,699

Ce dernier chiffre marque le maximum de cette marche ascendante. Il parut effrayant et détermina contre les tours la réaction qui aboutit à leur suppression.

Peut-être cependant ne méritait-il pas une interprétation aussi fâcheuse. M. Villermé a parfaitement démontré que l'accroissement du nombre des enfants trouvés ne tenait pas à une proportion plus grande dans le nombre des admissions, mais à une cause dont, loin d'avoir à rougir, on eût dû bien plutôt se glorifier, la diminution de la mortalité parmi ces enfants, qui profitaient des progrès de l'aisance publique (1). Il publia, à l'appui de son affirmation, le tableau suivant qui ne peut laisser aucun doute dans l'esprit.

	Années.	Enfants légitimes nés dans toute la France.	Naissances d'enfants naturels.	Nombre total des Enfants Trouvés et abandonnés reçus dans les établissements de bienfaisance.
	—	—	—	—
1re période quinquennale.	1824	912.978	71.174	33.792
	1825	904.594	69.392	32.278
	1826	920.720	72.471	32.876
	1827	909.428	70.768	32.504
	1828	905.843	70.704	33.749
		4.553.563	354.509	165.199
2e période quinquennale.	1829	895.176	65.351	33.141
	1830	898.577	69.247	33.431
	1831	915.298	71.411	35.884
	1832	870.509	67.677	35.435
	1833	898.485	71.468	33.191
		4.478.045	349.154	171.082
Total	10 années	9.031.908	703.663	336.281

(1) M. R. Villermé, in Annales d'hygiène, 1re série, t. XIX, p. 54.

C'est pas conséquent.

A. Pour les 5 premières années.

1 naissance illégitime	sur 13 85/100	naissances	totales.
1 abandon d'enfant	sur 29 71/100	—	—
et	sur 2 15/100	—	illégitimes.

B. Pour les 5 dernières années.

1 naissance illégitime	sur 13 83/100	naissances	totales.
1 abandon d'enfant	sur 28 22/100	—	—
et	sur 2 4/100	—	illégitimes.

M. Villermé fait remarquer qu'il y a bien eu un peu plus d'abandons pendant les cinq dernières années réunies que pendant les cinq premières, mais, en réalité, ce léger accroissement n'a eu lieu que pendant deux années calamiteuses 1831 et 1832 : dès 1833, époque du retour de la prospérité, le nombre des abandons descendait de 35,435 à 33,191 et cependant les naissances totales de 1833 l'emportent de 31,767 sur celles de 1832.

M. Villermé ajoute enfin que ces nombres renferment beaucoup d'enfants qui n'ont point été abandonnés, qu'on les a déposés dans les tours pour procurer à leurs mères, qui les élevaient elles-mêmes, l'indemnité payée aux nourrices d'enfants trouvés, qu'il est donc certain que les chiffres officiels exagèrent, et de beaucoup, l'abandon des nouveau-nés en France.

Les craintes sur l'accroissement continu dans le nombre des abandons ne sont donc nullement fondées.

Il n'en est pas moins vrai qu'il y avait, avec le système des tours, 33,000 enfants abandonnés annuellement, 33,000 enfants dont la plupart étaient à jamais séparés de leurs parents et privés de tout état civil.

Certes, c'est un triste sort que celui des enfants trouvés, mais la situation est-elle meilleure pour l'enfant imposé de force à une mère qui aurait voulu l'abandonner et ne cherche qu'à se débarrasser de lui ? Perdra-t-il donc beaucoup en la perdant ? Quelles garanties trouverait-il auprès d'elle pour son existence et pour son éducation ?

« C'est assurément beaucoup (1) de conserver à l'enfant un état civil, quelqu'irrégulier qu'il soit, mais n'est-ce pas plus encore de le soustraire au milieu d'inconduite, de débauches et de funestes exemples dans lequel il aura souvent été conçu ? N'est-il pas exposé à y puiser les habitudes de dégoût du travail, d'immoralité, de désordre, les instincts d'irritation et de révolte qui en feraient un jour un mauvais sujet et un pire citoyen ? Chercher à le rattacher toujours à sa mère, n'est-ce pas le plus souvent le river irrémédiablement à toutes les servitudes du vice et de la misère ? Son intérêt bien entendu ne conseille-t-il pas plutôt de faire des efforts pour l'introduire dans une famille honnête dont il recueille les exemples et gagne peut-être un jour l'affection ? »

Voilà pour l'enfant naturel. Celui-là n'a pas à regretter beaucoup, ni ses parents, ni son état civil. Mais la question change d'aspect lorsqu'il s'agit de l'enfant légitime. Or, il n'est pas douteux qu'on voyait se produire, lors du fonctionnement des tours, l'abandon d'un certain nombre d'enfants légitimes. Dans quelle proportion, il est difficile de l'établir d'une manière précise. On a cependant tenté de le faire pour l'hospice de Paris. Suivant l'abbé Gaillard (2), sur 100 enfants trouvés, il y en aurait eu de légitimes 10 de

(1) Rapport de M. Bérenger au Sénat.

(2) L'abbé Gaillard, Recherches administratives, statistiques et morales sur les Enfants Trouvés ; Paris, 1837, in-8°.

1804 à 1809; 8 de 1809 à 1813; 7 en 1814; 5 de 1818 à 1827; 7 de 1828 à 1830; 10 de 1831 à 1834, enfin 9 en 1835.

Il en résulterait une moyenne de 7, 8 sur 100, c'est-à-dire à peu près le 1/13 du nombre total des dépôts. Ce chiffre est heureusement bien supérieur au chiffre moyen pour toute la France. En effet, l'enquête de 1860 (1) estimait le nombre des enfants légitimes à un vingtième seulement du nombre total des dépôts.

Telle était la situation relativement aux enfants légitimes. S'est-elle beaucoup améliorée depuis? Je ne le crois pas. Malgré toutes les mesures restrictives, on n'a pu réussir à supprimer le déplorable abus de l'abandon des enfants légitimes. Le rapport de M. Bérenger l'affirme, du moins, positivement en ce qui concerne Paris.

« Soit, dit-il, que le contact direct avec les misères de la grande agglomération parisienne ait détruit certaines illusions, soit que le sentiment de la responsabilité ait fait fléchir les scrupules, on reçoit à l'hospice de Saint-Vincent de Paul les enfants légitimes aussi bien que les enfants naturels; le cas est même assez fréquent pour qu'on ait jugé utile d'avoir pour eux, m'a-t-on affirmé, un registre spécial. »

L'abus subsiste donc. C'est que l'administration ne pouvait le détruire qu'en déterminant un plus déplorable encore. Le rapport de la commission de l'enquête générale sur les enfants assistés constate, en effet, qu'en 1862 la proportion des infanticides commis par des femmes mariées s'était élevée à un cinquième !

(1) Rapport de la Commission de l'enquête générale sur les Enfants assistés; in-4°, Paris, Imprimerie impériale, 1862.

III

Les tours au point de vue des attentats contre la vie de l'enfant.

J'arrive ainsi à l'examen d'une des questions les plus importantes soulevées par la suppression des tours, celle de la criminalité.

« Le tour fermé, dit Lamartine, la mère séduite et surprise par le témoignage vivant de sa faiblesse n'a plus que cette alternative : le déshonneur, la réprobation de sa famille, la vengeance d'un époux trahi ou l'infanticide. Le déshonneur accepté et affiché, l'exposition dans les lieux solitaires ou le meurtre de l'enfant, voilà les trois options que la clôture des tours laisse aux mères illégitimes : l'une est la honte, l'autre est la mort, la troisième est le crime. »

Aussi, depuis la fermeture des tours, les avortements et les infanticides ont augmenté dans une proportion véritablement effrayante. M. Tardieu a recherché le nombre moyen annuel des accusations et des accusés d'avortement jugés de 1826 à 1866 par périodes quinquennales. Il a obtenu les résultats suivants (1) :

Périodes quinquennales.	Accusations.	Accusés.
de 1826 à 1830	8	12
de 1831 1835	8	14
de 1836 1840	13	22
de 1841 1845	18	40
de 1846 1850	22	48
de 1851 1855	35	88
de 1856 1860	30	79
de 1861 1865	24	61

(1) A. Tardieu, Etude médico-légale sur l'avortement, p. 25; Paris, J.-B. Baillère, 1868.

Ainsi, au moment du fonctionnement le plus complet des tours, le nombre moyen annuel des accusations d'avortements était de 8 (1826-1835). Pour la période 1826-1845, cette moyenne devient 11,99. Mais, de 1851 à 1865, elle s'élève à 27,66. Elle a donc plus que doublé et presque triplé.

M. Tardieu a dressé une statistique plus importante encore au point de vue de la détermination probable du nombre des avortements, c'est celle des fœtus reçus chaque année à la Morgue. Le tableau qu'il publie s'étend de l'année 1837 à l'année 1866 et le savant professeur a soin de faire remarquer que les mesures administratives prises dans le but de restreindre l'admission des enfants à l'hospice ont déterminé un accroissement notable dans le chiffre des fœtus exposés : 1044 de 1855 à 1866 contre 295 de 1836 à 1846.

Le nombre des avortements se multiplie en province comme à Paris. Dans une seule session, en 1856, rapporte M. Tardieu, la cour d'assises de la Drôme statuait sur une affaire dans laquelle 52 accusés comparaissaient comme auteurs ou complices de nombreux avortements commis dans quelques communes limitrophes de ce département.

Et cependant les chiffres que je viens de rapporter sont loin d'exprimer toute la réalité. L'immense majorité des avortements échappe absolument aux investigations de la justice. C'est que, de tous les crimes, c'est le plus facile à commettre et le plus facile à dissimuler. Il est devenu l'industrie principale d'un certain nombre de sages-femmes.

La suppression des tours a eu la même influence pernicieuse sur le nombre des infanticides.

M. Tardieu constate, au début de son Etude médico-légale sur l'Infanticide (1), une progression toujours croissante et

(1) A. Tardieu, Etude médico-légale sur l'infanticide ; Paris, 1868.

déclare, ici encore, qu'il y aurait certainement à rechercher s'il n'existe pas un rapport direct entre cette augmentation de fréquence et l'adoption de certaines mesures administratives qui régissent l'abandon des nouveau-nés et entravent leur admission dans les hospices d'enfants trouvés. Il a recherché le nombre moyen annuel des infanticides dans les huit périodes quinquennales de 1826 à 1865. Les résultats qu'il a obtenus confirment malheureusement cette présomption. En effet, la moyenne annuelle des infanticides, a été de :

1826 à	1830	102	accusations	113	accusés
1831	1835	94	—	103	—
1836	1840	135	—	157	—
1841	1845	143	—	167	—
1846	1850	152	—	172	—
1851	1855	183	—	212	—
1856	1860	214	—	252	—
1861	1865	206	—	»	—

Il résulte de cette statistique que le nombre moyen annuel des accusations d'infanticide a été de 98 pour la période 1826-1835 et de 210 pour la période 1856-1865. Cette moyenne a donc plus que doublé.

Veut-on corroborer ces résultats par une statistique plus récente encore ? En 1872, on compte 243 inculpés d'infanticide traduits devant la Cour d'assises, 248 infanticides laissés sans poursuites par le ministère public, 203 ordonnances de non-lieu, deux arrêts de non-lieu.

Cette progression croissante se retrouve encore dans le tableau publié par M. Tardieu, des enfants nouveau-nés à terme déposés à la Morgue de Paris de 1837 à 1866. J'en extrais les deux périodes quinquennales extrêmes ;

Années.	Enfants reçus.	Autopsies faites.	Infanticides constatés.
1837	7	6	1
1838	24	21	10
1839	18	18	11
1840	21	21	11
1841	14	11	7
	84	77	40
1862	59	46	35
1863	81	81	53
1864	91	90	63
1865	103	102	45
1866	82	76	47
	416	395	243

Ainsi, dans la première période, le nombre des enfants reçus a été de 84, dans la seconde de 416, soit à peu près le quintuple. Dans la première période, le nombre des infanticides constatés a été de 40, dans la seconde, de 243, soit un peu plus du sextuple.

Tandis que la suppression des tours augmente la fréquence des infanticides, elle devient en même temps une excuse pour les coupables et une arme contre la répression. Aussi M. Tardieu fait-il remarquer que le crime d'infanticide est peut-être celui qui offre la proportion la plus considérable d'acquittements, environ 374 sur 1,000. « Il n'est pas rare, ajoute-t-il, de voir des infanticides avoués couverts par l'indulgence du jury qui se laisse toucher par la position des accusées, pauvres filles séduites, abandonnées par des hommes qui peuvent paraître plus coupables qu'elles-mêmes. C'est à ces raisons morales, à ces motifs de commisération naturelle qui pèsent d'un grand poids même dans la balance de la justice qu'il faut attribuer le plus grand nombre des acquittements. »

La justesse de ces considérations vient d'être éloquemment confirmée par le fait suivant, qui s'est passé à la cour d'assises du Calvados (1).

« En présence des nombreux infanticides qui chargeaient la session, les jurés ont signé une adresse au président des assises, dans laquelle ils ont demandé, comme moyen matériel propre à diminuer ces crimes, le rétablissement du tour. »

Mais nous n'en avons pas fini avec cette douloureuse question des avortements et des infanticides : c'est à leur fréquence toujours plus grande qu'il faut évidemment rapporter l'augmentation continue du nombre des mort-nés. « La plupart des mort-nés illégitimes, dit le docteur Maurin, de Marseille (2), sont dus à infanticides dissimulés avec participation de la personne qui a fait l'accouchement. Un grand nombre de mort-nés proviennent d'infanticides qui échappent à la médecine légale. C'est dans certains quartiers, desservis par certaines accoucheuses besoigneuses, que l'on trouve le plus de mort-nés. »

Le même auteur ajoute dans une communication sur les mort-nés, à l'Académie de Médecine.

« Il résulte du dépouillement des registres de l'état civil de Marseille, pour les six premiers mois de 1875, que, sur 397 naissances illégitimes, 335 ont été faites par des sages-femmes, 62 par des docteurs. Sur 76 mort-nés illégitimes, 71 ont été déclarés par des sages-femmes, 3 par des docteurs 2 par des personnes étrangères à l'art médical.

« Faut-il tout dire ? Pendant ces recherches, j'ai vu le

(1) M. le Dr Brochard, la Vérité sur les Enfants Trouvés, p. 100.

(2) Bulletin de la Société protectrice de l'Enfance de Marseille, 1874, p. 79. — La Vérité sur les Enfants Trouvés, p. 117.

crime suinter à travers les pâles feuilles qui passaient sous mes yeux. Des aides complaisants se chargent même de faire disparaître les victimes à prix réduit. Soixante-deux enterrements de mort-nés ont été faits, en trois mois, en dehors de la régie des inhumations, par des hommes que l'on sait vivre de ce genre d'industrie... Certains noms, qui figurent deux fois comme ayant déclaré des naissances illégitimes, paraissent cinq fois, pour remplir la déclaration de mort-nés inconnus, dans le courant du semestre !

« Le crime est là, il s'est développé depuis la fermeture des tours et c'est lui seul qui, de 1860 à 1870, a fait monter la proportion des mort-nés illégitimes... Ma conviction est que ces infanticides se commettent par omission. Faut-il rétablir les tours ? Ne devrait-on pas modifier le service d'assistance publique des filles-mères ? »

Cette conviction est partagée par M. le Dr Despaux-Ader, président de la société protectrice de l'enfance de Paris, dans une notice sur les sociétés protectrices de l'enfance :

« Qui pourrait dire combien de naissances de mort-nés sont dues au crime ? Qui pourrait affirmer que la moitié ou le tiers au moins ne seraient pas vivants si on avait pu les déposer dans des tours et les confier ainsi à la garde de l'Etat. »

Enfin cette opinion est absolument confirmée par les résultats de la statistique. En 1839, le nombre des mort-nés était de 27,490, et, par rapport au nombre total des naissances, il était de 1 sur 34,2. Voyons ce qu'il est devenu : en 1861, le nombre des mort-nés s'était élevé à 45,024 ; en 1863, à 45,453; en 1865, à 46,953 ; en 1867, à 46,573.

Voici, d'autre part, d'après M. Bertillon (1), le nombre des

(1) Dictionnaire Encyclopédique des Sciences médicales, art. Mort-né, 2e série, t. x, p. 18.

mort-nés pour 1,000 naissances générales par périodes quinquennales, de 1841 à 1870.

Années.	Enfants légitimes.	Illégitimes.	Ensemble.
1841-45	30,35	62,2	32,57
1846-50	33,15	68,9	35,75
1853-57	38,90	67,7	41 »
1858-62	40,55	74,8	43,30
1863-67	41,45	77,7	44,35
1868-70	40,60	84,2	45,40

Il résulte de ce tableau que la proportion des mort-nés illégitimes est actuellement supérieure au double de celle des mort-nés légitimes. Il en résulte aussi que le nombre es mort-nés augmente progressivement ; « cependant cette augmentation semble sur le point de s'arrêter pour les légitimes dans la dernière période 1868-70, qui à la vérité n'est que de trois années (1). Quoiqu'il en soit, on voit que de 1853 à 1870, le croît de la mortinatalité est dans le rapport 39 : 41, soit 100 : 105, tandis que pour les illégitimes, il est de 68 : 84 soit 100 : 124, c'est-à-dire cinq fois plus considérable. Enfin, point important, si on recherche à quelle période a eu lieu, pour les illégitimes, le maximum de cet accroissement des déclarés sans vie, on trouve que c'est dans la période de 1853-57, époque ou a triomphé le système de suppression des tours...

« Il importe, dit en terminant M. Bertillon, que notre administration, que nos législateurs sachent bien (car la responsabilité leur en incombe) que le nombre de nos mort-nés s'accroît continûment, et que cet accroissement porte aujourd'hui exclusivement sur les naissances illégi-

(1) Dictionnaire encyclopédique des Sciences médicales, 2e série, t. x, p. 20.

times; qu'il s'est prononcé notamment depuis que le système de la suppression des tours a triomphé. Nulle part ailleurs que chez nous l'illégitimité n'est plus productice de mort-nés, et c'est dire, pour qui sait le fond des choses, d'infanticides. En effet, l'illégitimité n'augmente le nombre des mort-nés que du quart des enfants légitimes en Danemark (100 : 126); de moins de moitié en Suède ou en Belgique, mais elle le double presque chez nous (100 : 193), et, si l'on considère les seules filles, au lieu de 100 mort-nées, un même nombre de naissances illégitimes produit 215 mort-nées. C'est un résultat insolite, que la physiologie ne saurait expliquer. Dans le sein maternel, le fœtus échappe à la plupart des circonstances fâcheuses de l'illégitimité ou ne les subit que fort atténuées. C'est ce que témoigne le Danemark par la différence, assez faible chez lui, entre la mortinatalité légitime et l'illégitime, et en tout cas on ne voit pas de raison pour que les causes physiologiques, quelles qu'elles soient, capables d'augmenter la mortinatalité illégitime, puissent être fort différentes chez les Danois et chez nous. Par les résultats pourtant, il est manifeste que, pour les illégitimes, les causes productices des mort-nés ou prétendus tels sont bien plus puissantes en France ! C'est que chez nous, d'une part, l'irresponsabilité légale du père, dont les conséquences pour la mère et l'enfant se sont si fort aggravées depuis quelque dix ans par la suppression successive des tours, a poussé la fille-mère au désespoir, et, de l'autre, telle est la sévérité extrême de la loi envers une malheureuse dont l'entendement est profondément troublé par les conditions mêmes de la parturition que les médecins le plus souvent, et quelquefois les juges eux-mêmes, reculent devant son application. Enfin que l'on admette ou non l'explication proposée, le fait dénoncé subsiste: des pays qui inscrivent régulièrement leurs mort-nés, c'est en France, et en France seulement, que l'illégitimité double le nombre des mort-nés, c'est-à-dire accroît gravement et continûment le nombre annuel des infanticides! *Caveant consules!* »

On a voulu diminuer la gravité de ces résultats en alléguant que les attentats contre la vie de l'enfant avaient suivi simplement la progression des autres crimes par suite du perfectionnement des moyens d'investigation ; qu'en particulier le parricide avait doublé et que les attentats aux mœurs avaient augmenté dans une proportion plus forte encore.

« Mais les exemples (1) tirés en 1860 du parricide et de l'attentat aux mœurs ne sont pas péremptoires. Le chiffre donné pour le premier de ces crimes, uniquement fondé sur la comparaison de deux époques, ne s'est heureusement pas confirmé. Il est même, depuis plusieurs années, inférieur à ce qu'il était en 1828 (8 en 1873, 5 en 1874, au lieu de 9 en 1828). Quant au second, on n'a pas pris garde, en le donnant, que l'attentat sans violence qui ne pouvait pas être poursuivi en 1828 est devenu un crime depuis la révision du Code pénal de 1832, et représente aujourd'hui plus de la moitié de la criminalité en cette matière. Si on le laisse de côté, il y a encore diminution (97 en 1873, 139 en 1874, au lieu de 273, nombre moyen de 1826 à 1830.)

» Il en est de même pour l'assassinat, le meurtre et tous les autres crimes contre les personnes. L'infanticide et l'avortement seuls augmentent et attestent, par cet accroissement exceptionnel, une cause étrangère au mouvement ordinaire de la criminalité. »

(1) Rapport de M. Bérenger.

IV

Les tours au point de vue de la mortalité.

Il est difficile, il est même, je crois, impossible d'établir actuellement d'une manière précise et définitive l'influence de la suppression des tours sur la mortalité du premier âge. Cette mortalité tient, en effet, à des causes excessivement complexes et il faudrait, pour établir leur valeur respective, une série de documents dont un grand nombre font défaut. Les statistiques officielles sont entachées, comme nous allons le voir, d'une erreur capitale.

D'après l'enquête de 1860, la mortalité sur les enfants assistés, de un jour à un an, était en 1858 de 59, 63 pour 100 dans les départements où subsistaient des tours ; elle n'était plus que de 54,01 pour les autres ; elle était seulement de 29,56 pour les enfants laissés à leurs mères avec secours pécuniaires. Il semble donc que la suppression des tours ait dimiuué, dans une assez forte proportion, la mortalité des enfants assistés. Mais le rapport de l'enquête fait remarquer lui-même que la proportion de la mortalité a été établie sur le rapprochement du nombre des enfants auxquels le secours a été continué sans aucune interruption et du chiffre des décès de ces mêmes enfants durant la première année. Il avoue qu'on n'a pas fait figurer dans ce compte les enfants pour lesquels il y a eu cessation de secours. « Les administrations départementales, dit-il, n'ayant aucun intérêt financier à rechercher les décès de ces enfants, le nombre de ces décès n'a pas été constaté. »

Il est donc impossible de tirer une conclusion précise des résultats de l'enquête. Et depuis, l'administration a dû renoncer à dresser ces statistiques : elle ne peut plus actuellement fournir la moyenne de la mortalité pour la totalité des enfants secourus. Mais, à défaut de statistiques générales et officielles, nous pouvons consulter, du moins, un certain nombre de statistiques particulières et celles-ci donnent des chiffres bien différents de ceux obtenus par l'enquête de 1860.

Je citerai en particulier le rapport du Dr Levier à la Société médico-chirurgicale de Bordeaux sur l'assistance de la fille-mère et les conséquences de cette assistance sur son enfant (1) :

« Dominée par cette conviction, qui est aussi celle de M. de Bethmann, administrateur des hospices, que les modifications apportées dans le mode d'assistance doivent figurer au premier rang des causes de la mortalité fatalement exceptionnelle des nouveau-nés, votre commission a cru qu'il ne serait pas sans intérêt de comparer, sous le rapport des naissances et des décès de moins d'un an, les années 1850 et 1851, où le tour fonctionnait en toute liberté, avec les années 1863 et 1864, ou le système des secours donnés aux filles-mères était en pleine vigueur.

Nous nous sommes adressés à l'archevêché, où, sur autant de registres qu'il y a de paroisses (400 environ), sont inscrits parallèlement toutes les naissances et tous les décès des catholiques de la Gironde. A l'aide d'un dépouillement sérieusement exécuté, et qui n'a pas duré moins de huit jours, nous sommes arrivés aux résultats ci-après :

(1) Journal de Médecine de Bordeaux, 3e série, 1re année, p. 554. — La Vérité sur les Enfants Trouvés, p. 148.

Années.	Naissances.	Décès d'enfants au-dessous de 1 an	Proportion p. 100.
—	—	—	—
1850	10.201	584	6
1851	12.065	633	5
1863	9.834	1.279	13
1864	6.932	898	15

« Loin de nous la pensée de considérer cette statistique comme absolument rigoureuse au point de vue de la mortalité générale des nouveau-nés... Mais ce qui ressort évidemment de ce tableau, c'est une diminution considérable dans les décès, à l'époque où le tour fonctionnait, par rapport aux années soumises au nouveau régime, dont l'excessive mortalité concorde avec une diminution très-grande des naissances. »

Cette statistique devient plus probante encore si l'on considère qu'elle est en rapport avec la marche de la mortalité des enfants jusqu'à un an dans toute la France. Elle aussi a suivi une marche ascendante. En effet, d'après M. Bertillon, elle était :

Pendant la période	1840-49,	de 182	sur 1.000.
—	1850-59,	196	—
—	1857-66,	205	—

Pendant cette dernière période, elle n'était :

En Belgique,	que de	189,10	sur 1.000.
En Angleterre,	—	178,50	—
En Suède,	—	157,30	—

Et cependant la mortalité générale suit une marche inverse et diminue de plus en plus. Voici, en effet, l'état de cette mortalité par périodes décennales de 1801 à 1869 (1) :

(1) M. Bertillon, article Mortalité du Dictionnaire encyclopédique des Sciences médicales, 2e série, t. IX, p. 736.

Périodes.	Mortalité	
1801-10	28,06	pour 1.000 habitants.
1811-20	26,07	—
1821-30	24,08	—
1841-50	23,18	—
1851-60	23,18	—
1861-69	22,87	—

Il est impossible de ne pas conclure de la coexistence de ces deux faits opposés à une cause toute spéciale influant d'une manière néfaste sur la mortalité des nouveau-nés. Cette cause deviendra plus manifeste encore si l'on considère que cette mortalité terrible et croissante de l'enfance sévit surtout sur les enfants illégitimes, c'est-à-dire sur ceux qui composaient autrefois l'ancien personnel des tours et parmi lesquels se recrutent actuellement les enfants assistés. « Cette mortalité (1) beaucoup plus considérable des enfants nés hors mariage est telle qu'en France, dans la période 1856-65, la dîme mortuaire (2) des légitimes étant de 167,3, celle des illégitimes s'élève à 326,5, soit dans le rapport 100 : 195...

» Il importe cependant de faire remarquer que cette mortalité des enfants illégitimes n'a rien de nécessaire ni de fatal, que ces innocentes créatures ne demandent qu'à vivre... Si nos 75,000 naissances illégitimes, moyenne annuelle, livrent un tribut mortuaire de 24,500 décès, au lieu de 12,500 qu'elles eussent compté si elles eussent été légitimes, il est certain que le surplus, 12,000, est l'effet des soins insuffisants que ces enfants ont reçus.

Remarquons enfin que la proportion des naissances diminue dans le reste de la France comme dans la Gironde. Voici, en effet, l'état de la natalité de 1811 à 1869 (3) :

(1) Dict. encycl. des Sc. méd., 2e série, t. IX, p. 768.
(2) Probabilité de mourir dans l'unité de temps.
(3) Dict. encycl. des Sc. méd., 2e série, t. IX, p. 758.

Périodes.	Natalité.
1811-20	31,75
1821-30	30,60
1831-40	28,70
1841-50	27,30
1851-60	26,08
1861-69	26,30

Cependant, de 1841 à 1868, la natalité s'élevait en Angleterre, de 32,6 à 35,6 ; en Belgique, de 30 à 32,25 ; en Suède de 31, 5 à 31, 9.

Ne peut-on pas invoquer, parmi les causes qui déterminent dans notre pays l'abaissement graduel de la natalité, l'influence de la proportion croissante des avortements, conséquence naturelle de la suppression des tours ?

Faut-il donc proscrire, d'une façon absolue, le système des secours à domicile et reprendre, sans modifications, le système des tours ? Ce n'est pas, je crois, la solution qui se dégage nécessairement de ces statistiques.

Le système des tours, en effet, n'a pas été remplacé par un système unique. Actuellement, parmi les enfants assistés, les uns sont nourris par leurs mères, d'autres sont placés par elles en nourrice, d'autres sont élevés au biberon, d'autres enfin sont confiés aux hospices et se trouvent soumis au régime même des enfants trouvés avant la suppression des tours.

Les conditions de mortalité sont évidemment différentes dans chacun de ces systèmes.

Certes, pour ce qui est de l'allaitement maternel, l'enfant ne peut que gagner à ce régime, « complément naturel de la maternité », dont il n'est pas besoin d'établir ici la supériorité incontestée et incontestable. Mais il faut néanmoins, pour qu'il porte ses fruits, deux conditions essentielles, indispensables; il faut qu'il soit voulu par la mère, il faut aussi que celle-ci puisse le pratiquer d'une façon réelle et sincère. Alors le système des secours à domicile trouve vraiment son application. Lorsqu'il est employé sans parcimonie, il produit d'excellents résultats. D'après une statistique dressé par le docteur Monod pour le Morvan, il aurait abaissé la mortalité au chiffre de 70 pour 1,000.

Malheureusement, il est fort peu de filles-mères qui allaitent elles-mêmes leurs enfants, et, du reste, les pénibles conditions de leur existence constituent souvent pour elles, malgré l'allocation départementale, une impossibilité absolue. A Lyon, sur 20 filles-mères secourues, M. Brochard n'en a trouvé que deux allaitant leurs nouveau-nés.

L'élevage au biberon est malheureusement beaucoup plus fréquent. Or, c'est l'arrêt de mort de l'enfant, surtout dans les conditions où il sera appliqué.

Quant à l'allaitement mercenaire, nous avons vu, au début de ce travail, comment il était pratiqué en général par l'intermédiaire de courtières qui absorbaient, pour elles-mêmes, une bonne partie de l'allocation, déjà bien maigre, destinée à l'enfant. Aussi la statistique du docteur Monod, si favorable pour les enfants allaités par leurs mères, devient-elle désastreuse pour les nouveau-nés qui viennent de Paris, abandonnés sans contrôle au trafic des meneuses et des nourrices mercenaires. Pour eux, la mortalité s'élève à 710 par 1,000.

Enfin les enfants admis dans les hospices et qui devraient, semble-t-il, se trouver absolument dans la même situation que les enfants des tours, ont cependant à subir actuellement des causes de mortalité plus grandes que dans l'ancien système. Autrefois l'enfant pouvait être déposé au tour immédiatement, le jour ou le lendemain de sa naissance. Aujourd'hui, l'admission est devenue d'une difficulté excessive, elle est précédée d'une enquête nécessitant un délai souvent mortel. Si l'admission est refusée, quelle sera la sécurité du nouveau-né imposé de force à une mère qui n'a pu réussir à se séparer de lui ? Si elle est enfin prononcée, l'enfant a été le plus souvent privé de soins pendant le temps de l'enquête et l'hôpital ne reçoit qu'un mourant..... « qui meurt. »

« Et tous ceux que nous recevons nous arrivent dans cet état ! » dit M. Lafabrègue, directeur de l'hospice des Enfants-Assistés du département de la Seine, dans un mémoire manuscrit adressé au ministre de l'intérieur et cité dans le rapport de M. Bérenger.

« Nos seuls beaux enfants, ajoute-t-il, sont ceux que les mères abandonnent immédiatement après leur sortie de l'hôpital, dont l'abandon a été décidé, conçu en même temps qu'eux-mêmes, dont le sort a été fixé de la sorte d'avance, d'une résolution irrévocable. »

Ces enfants ne sont-ils pas ceux dont la condition se rapproche le plus de celle des enfants placés dans les tours ?

Conclusions.

1° Depuis la suppression des tours, la proportion des enfants naturels, loin de diminuer, a sensiblement augmenté.

2° Pendant le fonctionnèment des tours, le nombre des enfants abandonnés n'a pas présenté un accroissement progressif : il est resté stationnaire.

Si le nombre des enfanfs légitimes abandonnés était autrefois de un vingtième, l'abus subsiste actuellement et le nombre des infanticides commis par des femmes mariées s'est élevé à un cinquième en 1862.

3° Les avortements et les infanticides ont augmenté dans une proportion effrayante.

Le nombre des mort-nés, de 27,000 s'est élevé à plus de 46,000.

4° Si la mortalité a diminué pour les enfants secourus allaités par leurs mères, elle a considérablement augmenté pour les autres catégories, beaucoup plus considérables, d'enfants assistés.

La mortalité générale des enfants a augmenté, la natalité a diminué.

5° Il est important, au point de vue de l'hygiène publique, de rétablir les tours, tout en continuant les secours à domicile pour les mères qui allaitent elles-même leurs enfants.

BIBLIOGRAPHIE

Abrégé historique de l'Hôpital des enfants trouvés, Paris, 1746, in-4°.

Consultation de la Faculté de médecine de Paris en faveur des enfants trouvés de l'hôpital d'Aix en Provence; Paris, 1775, in-4°.

La Rochefoucauld-Liancourt. — Rapport à l'Assemblée nationale sur les hôpitaux civils, les enfants trouvés, etc.; Paris, 1791.

Benoiston de Chateauneuf. — Considérations sur les enfants trouvés dans les principaux Etats de l'Europe, tabl. Paris, 1824, in-8°.

Gouroff (Dugour dit). — Essai sur l'histoire des enfants trouvés depuis les temps les plus anciens jusqu'à nos jours; Paris, 1829, in-8°.

Gaillard (l'abbé). — Recherches administratives, statistiques et morales sur les enfants trouvés; Paris, 1837, in-8°.

— Résultats du défaut d'allaitement des nouveaux-nés et de la suppression des tours sur la mortalité des enfants trouvés, in Annales d'hygiène, 1re série, t. XIX, p. 47, 1838.

Terme et Monfalcon. — Nouvelles Considérations sur les enfants trouvés; Lyon, 1838, in-8°.

Remacle. — Des hospices d'enfants trouvés, etc.; Paris, 1838, in-8°.

Travaux de la Commission des Enfants Trouvés; Paris, 1850, in-4°, 2 vol.

Rapport de la Commission de l'Enquête générale sur les enfants assistés; in-4°, Paris, 1862.

BERTILLON. — Articles *Mortalité, Mort-né, Natalité,* in Dictionnaire encyclopédique des Sciences médicales.

TARDIEU. — Etude médico-légale sur l'Avortement; Paris, 1868.

— Etude médico-légale sur l'Infanticide; Paris, 1868.

BROCHARD. — De l'allaitement maternel étudié aux points de vue de la mère, de l'enfant et de la société; Paris, 1868.

— La Vérité sur les enfants trouvés; Paris, 1876.

Rapport au Sénat sur la pétition de M. le Dr Brochard, par M. Bérenger, 1877.

Paris. A. PARENT, imprimeur de la Faculté de Médecine, rue Monsieur-le-Prince, 31.

BIBLIOTHEQUE NATIONALE DE FRANCE
3 7531 04125112 6

www.ingramcontent.com/pod-product-compliance
Ingram Content Group UK Ltd.
Pitfield, Milton Keynes, MK11 3LW, UK
UKHW012301240726
13966UKWH00004B/1536

9 782011 908841